I0077254

DÉPÔT LÉGAL
HÉRAULT
No 95
1931

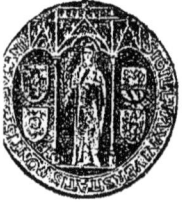

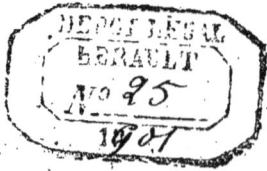

Docteur Marius BONNET

Relation d'une Épidémie de Rougeole

T 63
d
118

MONTPELLIER

GUSTAVE FIRMIN ET MONTANE.

RELATION

D'UNE

EPIDEMIE DE ROUGEOLE

OBSERVÉE A LA CLINIQUE DES MALADIES DES ENFANTS

(HOPITAL SUBURBAIN)

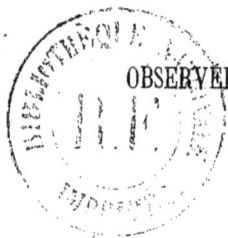

PAR

Marius BONNET

DOCTEUR EN MÉDECINE

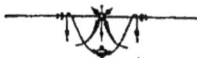

MONTPELLIER

G. FIRMIN ET MONTANE, IMPRIMEURS DE L'UNIVERSITÉ

Rue Ferdinand-Fabre et Quai du Verdanson

—

1904

63

18

PERSONNEL DE LA FACULTÉ

MM. MAIRET (✳) . . . . Doyen
FORGUE . . . . Assesseur

Professeurs

Hygiène. . . . . MM.	BERTIN-SANS. ✳
Clinique médicale	GRASSET (✳).
Clinique chirurgicale.	TÉDENAT.
Clinique obstétric. et gynécol	GRYNFELTT.
— — ch. du cours, M. Puech.	
Thérapeutique et matière médicale. . . .	HAMELIN (✳).
Clinique médicale	CARRIEU.
Clinique des maladies mentales et nerv.	MAIRET (✳).
Physique médicale.	IMBERT
Botanique et hist. nat. méd.	GRANEL.
Clinique chirurgicale.	FORGUE.
Clinique ophtalmologique.	TRUC.
Chimie médicale et Pharmacie	VILLE.
Physiologie.	HEDON.
Histologie	VIALLETON.
Pathologie interne.	DUCAMP.
Anatomie.	GILIS.
Opérations et appareils	ESTOR.
Microbiologie	RODET.
Médecine légale et toxicologie	SARDA.
Clinique des maladies des enfants	BAUMEL.
Anatomie pathologique	BOSC

Doyen honoraire : M. VIALLETON.
Professeurs honoraires : MM. JAUMES, PAULET (O. ✳).

Chargés de Cours complémentaires

Accouchements . . . . MM.	VALLOIS, agrégé.
Clinique ann. des mal. syphil. et cutanées	BROUSSE, agrégé.
Clinique annexe des mal. des vieillards. .	VIRES, agrégé.
Pathologie externe	IMBERT L., agrégé.
Pathologie générale	RAYMOND, agrégé.

Agrégés en exercice

MM.	MM.	MM.
BROUSSE	PUECH	RAYMOND
RAUZIER	VALLOIS	VIRES
LAPEYRE	MOURET	IMBERT
MOITESSIER	GALAVIELLE	BERTIN-SANS
DE ROUVILLE		

M. H. GOT, *secrétaire.*

Examinateurs de la Thèse

MM. BAUMEL, *président.*	MM. BERTIN-SANS (✳) *agrégé.*
RODET, *professeur.*	VIRES, *agrégé.*

La Faculté de Médecine de Montpellier déclare que les opinions émises dans les Dissertations qui lui sont présentées doivent être considérées comme propres à leur auteur ; qu'elle n'entend leur donner ni approbation, ni improbation

A LA MÉMOIRE DE MON PÈRE

A LA MÉMOIRE DE MA MÈRE

M. BONNET.

A LA MÉMOIRE DE MA TANTE

ET

A LA MÉMOIRE DE MON ONCLE LÉCUIER

CHEVALIER DE LA LÉGION D'HONNEUR

M. BONNET.

A MA CHÈRE SŒUR

Témoignage de profonde affection.

M. BONNET.

A MES PARENTS

A MON EXCELLENT AMI ADRIEN ROUX

CONSEILLER GÉNÉRAL DES BASSES-ALPES

A MES AMIS

M. BONNET.

A MON PRÉSIDENT DE THÈSE

M. LE PROFESSEUR BAUMEL

PROFESSEUR DE CLINIQUE DES MALADIES DES ENFANTS

MEMBRE CORRESPONDANT NATIONAL DE PÉDIATRIE

A MES MAITRES

M. BONNET.

AVANT-PROPOS

Arrivé au terme de nos études, c'est pour nous un devoir agréable de nous acquitter de la dette de reconnaissance que nous avons contractée envers tous ceux qui se sont intéressés à notre instruction médicale.

Que nos Maîtres de l'Ecole de médecine de Marseille, avec lesquels nous sommes resté le plus longtemps en contact, reçoivent nos remerciements pour le précieux enseignement qu'ils nous ont prodigué.

Nous sommes particulièrement heureux de témoigner ici publiquement notre reconnaissance à M. le docteur Maunier, médecin en chef de l'Asile des aliénés de Marseille. Nous avons eu la bonne fortune d'être son interne pendant un an et nous n'oublierons jamais qu'il fut pour nous un ami autant qu'un maître savant.

Qu'il nous soit permis d'adresser à nos Maîtres de la Faculté de Montpellier l'expression de notre vive gratitude pour la bienveillance avec laquelle ils nous ont reçu et pour l'enseignement éminent qu'ils nous ont donné pendant les quelques mois que nous avons pu passer auprès d'eux. Nous garderons toujours un précieux souvenir de leurs savantes leçons.

*Nous ne saurions trop remercier M. le professeur Bau-
mel pour l'extrême bienveillance avec laquelle il nous a
accueilli quand nous nous sommes adressé à lui.*

*Qu'il daigne recevoir l'hommage de notre reconnais-
sance pour le grand honneur qu'il nous a fait en accep-
tant la présidence de notre thèse.*

*Nous aurions voulu présenter à nos juges un travail
plus digne d'eux. Nous avions d'abord fait des recherches
sur un sujet plus intéressant et de plus longue haleine ;
l'obligation de terminer nos études ne nous a pas permis
de le mener à bonne fin.*

INTRODUCTION ET DIVISION DU SUJET

De toutes les maladies contagieuses, la rougeole est, sans contredit, la plus commune. Elle existe à l'état endémique dans les grands centres, et apparaît presque régulièrement toutes les années, sous forme d'épidémies plus ou moins étendues, dans les petites villes et la campagne.

Ces épidémies sont surtout fréquentes en hiver. Généralement bénignes lorsqu'elles sévissent hors de l'hôpital, elles présentent dans ce milieu un caractère particulier de gravité et sont le plus souvent très meurtrières. Dans ces conditions, la mortalité atteint une moyenne de 25 à 40 pour 100, ainsi que le montrent les différentes statistiques.

Toutefois, la rougeole ne revêt pas toujours, à l'hôpital, cette forme aussi grave. Nous avons eu l'occasion d'observer, dernièrement, dans le service de clinique des maladies des enfants de M. le professeur Baumel, une épidémie dont la mortalité a été de beaucoup inférieure à celle que signalent ordinairement les auteurs.

Sur les conseils de notre Maître, nous nous sommes proposé de relater cette épidémie dans notre thèse inaugurale.

Nous n'avons pas l'intention de faire dans ce modeste travail une étude complète de la rougeole. Ce sujet a été trop bien et trop complètement traité par des plumes plus autorisées que la nôtre, et nous ne saurions rien ajouter aux recherches dont il a été l'objet. Notre seul but est de faire une description aussi fidèle que possible de l'épidémie que nous avons observée.

Voici le plan que nous avons suivi dans la rédaction de notre sujet :

Dans le premier chapitre, nous avons décrit la marche de l'épidémie et nous avons essayé d'en établir l'origine.

Dans le second chapitre, nous avons recherché de quelle façon s'est faite la contagion chez nos malades. En même temps, en raison des discussions récentes qui ont eu lieu dans les différentes Sociétés savantes au sujet de la contagion de la rougeole et qui semblent avoir modifié les idées admises jusqu'alors à ce sujet (1), il nous a paru intéressant de faire un exposé rapide des théories émises sur cette question, non encore résolue d'une façon définitive.

---

(1) A la suite de ces discussions, l'Académie de Médecine, dans sa séance du 27 février 1900, a voté l'inscription de la rougeole sur la liste des maladies contagieuses dont la déclaration est obligatoire.

Le chapitre troisième a été consacré à l'étude des différentes formes revêtues par la rougeole et des complications
survenues au cours de cette épidémie.

Dans le chapitre quatrième, nous avons exposé le traitement qui a été institué et, enfin, dans le chapitre cinquième,
les résultats qui ont été obtenus.

RELATION

D'UNE

ÉPIDÉMIE DE ROUGEOLE

OBSERVÉE A LA CLINIQUE DES MALADIES DES ENFANTS

(HOPITAL SUBURBAIN)

CHAPITRE PREMIER

MARCHE DE L'ÉPIDÉMIE

L'épidémie de rougeole que nous allons décrire a débuté, le 16 novembre 1900, par l'entrée à l'Hôpital Saint-Eloy (Suburbain), salle des contagieux, service de M. le professeur Baumel, du jeune Fernand Morg..., âgé de sept ans.

Cet enfant vient de l'Hôpital-Général (enfants assistés), et présente une éruption rubéolique caractéristique, qui a paru dans la nuit du 15 au 16 novembre.

A partir de ce jour, voici la marche de l'épidémie :

17 novembre	Armand. Antoine	11 ans	Hôpital-Général.
—	Donn. Gabrielle	15 ans	—
—	Donn. Marie	8 ans	—
—	Agn. André	7 ans	—
19 —	Br. Moreau	10 ans	—
—	Bouiss. Louis	6 ans	—
26 —	Armand. Louise	7 ans	—
27 —	Armand. Paule	5 ans	—
28 —	Ass. Marie	8 ans	—
3 décembre	Gayr. Marius	2 ans	Ville.
4 —	Rev. Marcel	2 ans	—
7 —	Alb. Sophie	3 ans	Hôpital-Général.
12 —	Guib. Charles	8 ans	—

Entre à la clinique des maladies des enfants le 11 décembre, passe aux contagieux le 12.

23 —	Rich. Elisa	2 ans $^1/_2$	Clin. des malad. des enf.
28 —	Bon. Georges	10 mois	—
2 janvier	Ro. Justine	3 ans	—
—	Mart. Félix	4 ans	—
4 —	Rich. Marie	4 ans	Ville.
16 —	Vid. Laurence	18 mois	Clin. des malad. des enf.

Depuis le 16 janvier, il ne s'est produit aucun autre cas de rougeole. L'épidémie a donc duré du 16 novembre au 16 janvier, exactement deux mois. Pendant ce temps, vingt malades sont entrés à la salle des contagieux.

Parmi ces vingt malades, deux seulement étaient âgés de moins de deux ans. L'âge des autres variait entre deux et quinze ans.

Douze de ces enfants venaient de l'Hôpital-Général. Cinq ont contracté la rougeole à la clinique des maladies des enfants de l'Hôpital Saint-Eloy, où ils étaient en traitement depuis plus ou moins longtemps. Les trois autres ont été atteints de rougeole en ville, et ont été amenés directement à la salle des contagieux.

D'après le tableau précédent, il est facile de se rendre compte que le foyer principal de l'épidémie a été l'Hôpital Général. De là, le germe morbilleux a été apporté à la clinique des maladies des enfants par le jeune Charles Guib..., et une série de malades ont été contagionnés successivement.

Mais comment la rougeole s'est-elle introduite à l'Hôpital Général, parmi les enfants assistés, et en même temps chez les garçons et les filles ? Nous avons fait des recherches à ce sujet et, d'après les renseignements que nous avons pu recueillir, voici quelle aurait été l'origine première de la contagion.

Nos deux premières malades, les sœurs Donn..., étaient entrées à l'Hôpital Général depuis trois jours seulement lorsque se sont manifestés chez elles les premiers symptômes de la rougeole. Ces jeunes filles arrivaient du village de Maraussan, où des cas de rougeole s'étaient produits, pendant le mois d'octobre, parmi la population enfantine. Il nous paraît donc évident que ces deux sœurs ont contracté la rougeole dans leur pays et sont entrées à l'Hôpital Général en pleine période d'incubation. De plus, elles ont passé toute la période d'invasion dans cet hôpital, disséminant le germe de la rougeole parmi leurs camarades. C'est ainsi que, dix jours après l'entrée des jeunes Donn... à la salle des contagieux, trois nouveaux cas de rougeole se produisaient parmi les jeunes filles de l'Hôpital Général.

Du côté des garçons, la contagion a eu une autre origine. Les premiers enfants qui ont été atteints étaient depuis plusieurs mois à l'Hôpital Général. L'un d'eux, le jeune Fernand Morg.., avait passé la journée du dimanche,

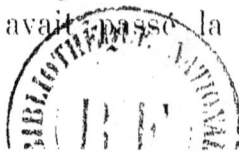

9 novembre, chez des parents, en ville ; nous avons pu savoir qu'il n'avait été en contact, ce jour-là, avec aucune personne atteinte de rougeole. Les autres n'étaient pas sortis en permission de l'hôpital depuis vingt jours et aucun cas de rougeole n'a été signalé à l'Hôpital Général depuis le mois de juin dernier.

Nous pensons que ces enfants ont pris le germe de la rougeole à l'école de la ville (rue d'Aigrefeuille), où on les conduit tous les jours. Cette école, en effet, est fréquentée en même temps par des élèves de la ville et, parmi ces derniers, plusieurs ont eu la rougeole au mois d'octobre et de novembre.Ceux-ci ont contagionné leurs camarades, soit pendant la période d'invasion de leur rougeole alors qu'ils continuaient à venir en classe, soit pendant leur convalescence, à un moment où ils étaient encore dangereux.

Telle nous paraît être l'origine de l'épidémie à l'Hôpital Général.

Pour les malades en traitement à la clinique des maladies des enfants, il est évident que le germe de la rougeole leur a été apporté par le jeune Charles Guib...

Cet enfant, qui venait de l'Hôpital Général, avait été admis dans la soirée du 11 décembre à la clinique des maladies des enfants, salle des garçons, n° 4. A la visite du lendemain matin, M. le professeur Baumel, ayant fait le diagnostic de rougeole, envoya immédiatement l'enfant à la salle des contagieux, en prescrivant, comme d'habitude, les mesures de désinfection.

Malgré ces mesures, le 23 décembre, un cas de rougeole se déclare dans le service, suivi, quelques jours après, de plusieurs autres cas.

Il nous paraît indiscutable de les rapporter à l'entrée de Charles Guib...; il s'est, en effet, écoulé onze jours entre le passage de celui-ci dans le service et l'apparition de la rougeole chez le premier enfant contagionné, c'est-à-dire un intervalle de temps correspondant à la durée de la période d'incubation de la rougeole.

CHAPITRE II

CONSIDÉRATIONS SUR LA CONTAGION DE LA ROUGEOLE

1° *Période contagieuse de la rougeole*

Dans l'histoire de la rougeole, il n'est aucun point qui ait été plus discuté que la période à laquelle commence la contagion et le moment où elle cesse de se faire. L'accord n'est pas encore fait à ce sujet.

Pendant longtemps, les médecins partagèrent l'opinion des gens du monde que la contagion de la rougeole se faisait au moment de la desquamation des exanthèmes.

Panum (1), le premier, en 1851, s'éleva contre cette opinion et déclara que, dans l'épidémie des îles Feroë, il n'avait jamais observé un seul cas de contagion pendant la période de desquamation.

Mayr (2), la même année, cite la première observation de rougeole communiquée à la période d'invasion.

---

(1) Panum. — Du mode de transmission de la rougeole. *Arch. für phys. Heilkunde* et *Archives de médecine,* 1851.

(2) Mayr. — Traité des maladies cutanées de Hebra. Art. *Rougeole.*

Quelques années plus tard, en 1865, Girard (1) (de Marseille), dans une lettre adressée à Blache, écrit que « les fièvres éruptives, et en particulier la rougeole, se transmettent le premier jour de leur apparition à l'époque de la fièvre, et que leur transmission, passé cette époque, n'a plus lieu ». Dans une discussion à la Société médicale des hôpitaux de Paris, ces conclusions furent vivement attaquées et repoussées par tout le monde. En 1869, dans une autre communication à la même Société. Girard admettait que la contagion de la rougeole pouvait se faire à la période d'éruption.

Dumas, de Cette (2), en 1872, établit d'une façon positive que la rougeole est contagieuse avant la période d'éruption.

Fœrster (3), Cadet de Gassicourt (4), citent des observations qui confirment cette opinion.

Béclère (5), en 1882, dans sa thèse inaugurale, établit nettement que « la rougeole est contagieuse dès le début de la période d'invasion et pendant la période d'éruption ; elle ne semble pas être contagieuse au delà de ce temps et la durée de la période de la contagion ne paraît pas excéder huit à dix jours ».

---

(1) Girard. — *Bull. de la Société méd. des hôpitaux*, 1865 et 1869.

(2) Dumas. — *Montpellier-Médical*, 1872.

(3) Fœrster. — *Jahrb. für Kinderheilkunde*, 1876. *Revue des sciences médicales* de Hayem.

(4) Cadet de Gassicourt. — *Traité clinique des maladies de l'enfance*.

(5) Béclère. — Thèse de Paris, 1882. De la contagion de la rougeole.

Depuis, la plupart des auteurs sont d'accord sur ce point, et il est généralement admis que le moment le plus favorable à la contagion est la période prééruptive et les deux ou trois premiers jours de l'éruption.

Pour M. Sevestre (1), la contagion se fait dès le début des prodromes, et c'est ce qui explique la fréquence des épidémies de rougeole : « Rien n'indique encore que l'enfant va avoir la rougeole et, lorsque quelques jours après, en présence des symptômes plus positifs, on décide l'isolement, il est déjà trop tard ».

Bard (2) pense que c'est surtout l'avant-veille de l'éruption, au moment où le catarrhe oculo-nasal est très accusé, que la contagion est à redouter ; elle le serait moins pendant les premier et second jours et disparaîtrait les jours suivants.

La contagiosité de la rougeole à la période d'invasion et d'éruption est donc bien établie. Mais jusqu'à quelle époque se maintient ce pouvoir contagieux, et à quel moment cette maladie cesse-t-elle d'être contagieuse ?

Pour la plupart des auteurs que nous venons de citer, la rougeole n'est plus contagieuse après l'éruption.

Panum (3) déclare que la contagion cesse avec l'éruption.

Fœrster (4) n'a vu qu'un cas de contagion au cinquième jour de l'éruption.

---

(1) Sevestre. — *Progrès médical,* 1889.
(2) Bard. — *Revue d'hygiène et de police sanitaire,* 1891
(3) Panum. — *Loc. cit.*
(4) Fœrster. — *Loc. cit.*

Sevestre est d'avis que la contagion ne se fait plus après l'éruption.

Darolles (1), de Provins, cite des cas de contagion au septième et onzième jours après l'éruption.

En 1892, Evanno (2) conclut, dans sa thèse, que la contagion ne se fait pas pendant la desquamation, mais bien pendant la période prodromique, et que la puissance contagieuse va en décroissant pendant l'éruption.

La même année, Gannelon (3) déclare que la contagion de la rougeole s'éteint, en général, cinq à six jours après l'éruption.

Catrin (4), en 1897, signale à la Société Médicale des Hôpitaux de Paris le cas d'un malade qui a contracté la rougeole au contact d'un rougeoleux à la fin de la convalescence.

Lemoine (5), en 1898, présente à la même Société trois observations dans lesquelles la contagion s'est faite aux huitième et vingtième jours de la maladie.

Maurin (6) a pu également observer des cas de contagion après la desquamation, au cours d'une épidémie qu'il relate dans sa thèse.

La durée de la période contagieuse de la rougeole n'est donc pas encore fixée d'une façon définitive.

---

(1) Darolles. — Cité par Sevestre. *Progrès Médical*, 1888.

(2) Evanno. — Thèse de Paris. 1892.

(3) Gannelon. — Thèse de Paris. 1892.

(4) Catrin. — *Bull. de la Soc. Médicale des Hôpitaux de Paris* 1897.

(5) Lemoine. — *Bull. de la Soc. médicale des Hôp. de Paris*. 1888.

(6) Maurin. — Thèse de Montpellier. 1896.

2° Agent pathogène

Malgré les nombreuses recherches dont il a été l'objet, le microbe spécifique de la rougeole est encore inconnu.

Hallier, le premier, décrivit un parasite végétal, le *Mucor mucedo verus*.

En 1871, Colze et Feltz, de Strasbourg, signalent une bactérie mobile qu'ils ont trouvée dans le sang et dans les mucosités du nez des enfants atteints de rougeole.

Quelques années plus tard, en 1875, Klebs décrit une monadine morbilleuse, qu'il n'a pu cultiver.

En 1880, Babès rencontre, dans les sécrétions du nez, de la conjonctive et des bronches des morbilleux, à la période d'éruption, des microbes arrondis, liés deux par deux, qu'il signale à la Société de Médecine de Budapest, comme étant les spécifiques de la rougeole.

Canon et Piélicke, de Strasbourg, découvrent dans le sang des rougeoleux, pendant toute la durée de la maladie, un bacille particulier, ne se colorant pas par la méthode de Gram, et de dimensions variables.

Barbier, dans le service de Grancher, trouve dans les sécrétions catarrhales du nez, de la conjonctive et des bronches un autre bacille se rapprochant, par certains de ses caractères, du bacille de Canon et Piélicke, et par d'autres, du bacille de Lœffler.

En 1900, dans une communication à la Société Médi-

cale des Hôpitaux (séance du 9 mars), Lesage (1) signale
un microbe spécial qu'il a observé dans les mucosités de
la gorge et du nez des enfants atteints de rougeole. « C'est
un microcoque très fin (la moitié environ d'un grain de
staphylocoque), décoloré par la méthode de Gram ». Lesage
a trouvé ce microcoque dans toute la longueur de l'arc
bronchique des enfants morts de rougeole. Très abondant
au début de la maladie, il devient plus rare après que la
fièvre est tombée ; chez certains enfants, on peut le trou-
ver encore aux quinzième et vingtième jours après l'éruption. Il n'a pas été trouvé chez les scarlatineux et les diph-
tériques, mais a apparu chez ceux-ci dès que la scarlatine
ou la diphtérie se sont compliquées de rougeole. Inoculé
au lapin, ce microbe le tue rapidement, en produisant une
congestion intense des poumons et de la trachée, et en
déterminant sur la peau du lapin, au point d'entrée du
virus, une tache rouge analogue à l'éruption rubéolique.

Ce microbe est-il celui de la rougeole ? Lesage ne sau-
rait l'affirmer qu'après en avoir inoculé les cultures à
l'enfant, expérience qu'on ne peut pas faire en raison de
l'extrême virulence du microbe.

L'agent spécifique de la rougeole reste donc inconnu.

3° *Durée des germes*

Quant à la durée de la virulence, elle est l'objet d'opinions différentes de la part des auteurs. Pour les uns, les

---

(1) Lesage. — *Bulletin et Mémoires de la Société médicale des Hôpitaux de Paris* 1900.

plus nombreux, cette durée est très courte. Mayr (1),
Fœrster (2), Kaposi (3), nient la persistance des germes
dans les vêtements et les chambres des rubéoleux.

Béclère (4) déclare que « le contage de la rougeole est très
peu tenace ; hors de l'organisme qui l'a produit, il perd
très rapidement ses propriétés nocives ; il ne semble pas
pouvoir les conserver au-delà de quelques heures ».

Sevestre et Bard assignent à la période virulente des
germes une durée de deux ou trois heures.

Pour Grancher (5), cette virulence peut persister quelquefois plusieurs jours.

D'autres auteurs estiment que la durée des germes est
beaucoup plus tenace, et que le microbe de la rougeole
peut encore exercer ses effets après avoir été transféré à
une certaine distance par des personnes ou des objets, ou
les manifester sur place après un temps assez long.

Kelsch (6) relate une épidémie dont le premier malade
contracte la rougeole en brossant des effets ayant appar-
tenu à des soldats ayant eu la rougeole deux ans avant.

Vincent (7) rapporte l'observation d'un individu atteint
de rougeole après avoir séjourné quelques heures dans
une chambre occupée par un morbilleux neuf jours avant.

---

(1) Mayr. — *Loc. cit.*
(2) Forster. — *Id.*
(3) Kaposi. — *Maladies de la peau.* — Paris, 1881.
(4) Béclère. — *Loc. cit.*
(5) Grancher. — *Indépendance médicale*, 1900.
(6) *Bulletin et mémoires de la Société médicale des hôpitaux de Paris* (1898).
(7) Vincent. — *Revue d'hygiène*, 1898.

Chatinière (1) signale une épidémie survenue dans la clientèle d'une blanchisseuse dont la fille avait la rougeole. Le germe morbilleux avait été transporté chez les différentes personnes par le linge non désinfecté.

Pour ces derniers auteurs, le germe de la rougeole peut donc conserver longtemps ses propriétés nocives. En conséquence, il est nécessaire de désinfecter les vêtements des malades et les locaux qu'ils ont habités. A ce propos, Kelsch fait observer que la mortalité par fièvre typhoïde, variole, scarlatine, coqueluche et diphtérie, maladies qui sont devenues justiciables de l'étuve, a diminué depuis l'organisation du service de désinfection, tandis que, pour la rougeole, qui ne subit pas de désinfection, la mortalité s'accroît tous les ans.

4° Mode de contagion

Voyons maintenant par quel mécanisme se fait la transmission de la rougeole.

Plusieurs théories sont en présence à ce sujet : pour les uns, la contagion se fait par l'air ambiant ; pour les autres, elle est immédiate : l'agent pathogène est transporté du malade à l'individu sain par l'intermédiaire d'une tierce personne ou d'un objet.

Sevestre est partisan de la première théorie ; il déclare qu'il existe autour des rougeoleux une zone d'atmosphère qui est dangereuse. Cette atmosphère est infectée par les

---

(1) Chatinière. — *Revue d'hygiène*, 1898.

mucosités qui se détachent du nez et des bronches des morbilleux à chaque quinte de toux ; cette zone dangereuse ne dépasse pas quelques mètres. « Quand une rougeole se déclare dans une salle, ce sont presque toujours les enfants couchés dans les lits voisins qui sont pris Il est exceptionnel de voir la rougeole se transmettre d'un côté à l'autre de la salle, plus exceptionnel encore d'une salle à l'autre. (Sevestre) (1).

Ainsi, aux Enfants-Assistés, où les pavillons de rougeole, de scarlatine et de diphtérie sont confiés à la même surveillante, M. Sevestre n'a vu, de 1886 à 1889, qu'un seul cas où la contagion ait pu être attribuée au personnel.

Pour Bard (2), la contagion peut se faire non seulement par l'atmosphère qui entoure le malade, mais même par l'air expiré par les rougeoleux.

Mercier (3) est partisan de la contagion atmosphérique ; il a pu observer, dans une épidémie qui s'est produite parmi les soldats du 90° de ligne, que les malades atteints occupaient le premier et le deuxième étages, juste audessous de la chambre qui était le foyer primitif d'infection, et ces malades couchaient au niveau des fenêtres. Les poussières de balayage, jetées par les infirmiers, étaient entraînées par les courants d'air, et venaient se déposer, en pénétrant par les fenêtres, sur les lits les plus voisins de celles-ci.

Parmi les partisans de la contagion indirecte, il con-

---

(1) Sevestre. --- *Soc. de médecine publique et d'hygiène.*
(2) Bard. — *Revue d'hygiène.*
(3) Mercier. — *Annales publiques d'hygiène.*

vient de citer d'abord Panum, qui aurait observé des cas de transport de la maladie par l'intermédiaire d'une personne saine. Toutefois, cet auteur pense que la transmission par contact direct est beaucoup plus fréquente.

Fœrster (1) rapporte le cas d'un tailleur qui aurait disséminé le germe de la rougeole à travers plusieurs villages qu'il visitait.

Béclère s'exprime ainsi : « Le contage de la rougeole est diffusible dans l'atmosphère, mais sa diffusion est très limitée ; il ne semble pas pouvoir se répandre au-delà de quelques mètres. Il est très rarement transporté par des personnes ou par des objets, en dehors des cas où cette condition est réalisée : transport en très peu de temps à très faible distance. »

Grancher (2) est fermement convaincu de la transmission par contagion indirecte. Il ne croit pas à la zone dangereuse de Sevestre et soutient que la rougeole se communique uniquement par contact. Comment expliquer, en effet, que, dans une même salle, les enfants les plus voisins des morbilleux ne contractent pas la rougeole, tandis que d'autres plus éloignés sont contagionnés, si on n'admet pas que le microbe peut être transporté ? La rougeole se transmet souvent, sinon toujours, par contact direct ou indirect. Dans ce dernier cas, l'agent de transmission peut être, soit une personne, soit un objet quelconque souillé par un rougeoleux. « Depuis que j'observe

---

(1) Fœrster. — *Loc. cit.*

(2) Grancher. — Art. *Rougeole* in *Traité de Médecine et de Thérapeutique* de Brouardel et Gilbert.

la contagion de nos salles, je suis arrivé à me convaincre de la fréquence extrême des transmissions par contact direct ou indirect. C'est, à mon avis, le mode de beaucoup le plus commun de la contagion de la rougeole, comme de la diphtérie, de la scarlatine. » (Grancher).

Quant à l'air expiré, Grancher, raisonnant d'après les données expérimentales acquises pour d'autres maladies transmissibles, se refuse à croire qu'il soit dangereux.

Il résulte de ce qui précède que la contagion de la rougeole peut se faire soit par contact direct, soit par l'atmosphère, soit par l'intermédiaire d'une tierce personne ou d'objets contaminés par les morbilleux.

Dans le cours de notre épidémie, la transmission de la rougeole par contact direct a été plusieurs fois des plus évidentes; c'est ainsi que les jeunes Paule Arm... et Louise Arm..., après avoir passé une partie de l'après-midi, le 16 novembre, avec leur père qui était à la veille de l'éruption, entrent aux contagieux, onze jours après, en pleine période d'éruption.

La transmission par contact indirect n'a pas été moins nette chez les malades en traitement à la clinique des maladies des enfants.

Nous avons dit que le germe morbilleux avait été apporté dans ce service par le jeune Charles Guib...; celui-ci occupait le lit n° 4 de la salle des garçons. Or, le premier cas de rougeole survenu chez les malades de la clinique s'est produit chez une petite fille, c'est-à-dire chez une malade couchée dans une salle voisine de celle dans laquelle avait été reçu Guib..Il nous paraît certain que le germe rubéoleux a été transporté d'une salle à l'autre par les personnes du service.

Quant à la transmission par l'atmosphère, nous n'avons pas eu l'occasion de l'observer. Nous avons même remarqué que les enfants qui occupaient, dans les dortoirs de l'Hôpital Général, les lits voisins des rougeoleux n'ont pas été contagionnés.

———

CHAPITRE III

NATURE DE L'ÉPIDÉMIE

1° *Formes normales*

Cette épidémie n'a pas présenté de caractère particulier de gravité. Dans la plupart des cas, l'évolution de la maladie a été conforme à la règle commune.

Nous avons observé des rougeoles si peu intenses que nous pouvons les considérer comme de véritables rougeoles frustes.

Dans plusieurs cas, les symptômes de la période d'invasion ont été très atténués. Le catarrhe du nez et des yeux était à peine appréciable. Les enfants ne toussaient presque pas, et les phénomènes généraux étaient très peu marqués.

L'éruption, très discrète a disparu au bout de deux jours. La température a à peine atteint 38° au moment de l'apparition de l'exanthème, et le lendemain est descendue à 37°, pour ne plus remonter.

La convalescence a été rapide, et, dès le cinquième ou sixième jour, les malades pouvaient se lever sans inconvénients et reprendre le régime ordinaire.

Observation Première

Marie As..., âgée de huit ans, enfant assistée à l'Hôpital Général. Entre le 28 novembre 1900 aux contagieux, service de M. le professeur Baumel.

Cette enfant présente une éruption rubéolique très peu marquée sur la peau et le devant de la poitrine. Elle se plaint, depuis la veille seulement, de mal à la tête. Les yeux, légèrement rouges, ne sont pas larmoyants. Le voile du palais et les amydales sont congestionnés. Pas de diarrhée. Elle tousse très peu. A l'auscultation, quelques râles sonores disséminés dans les deux poumons. T. du soir : 38°.

Le 29 novembre. — L'éruption est très pâle sur la poitrine; on remarque quelques taches sur les membres inférieurs. T. du matin : 37 ; T. du soir : 37°2.

Le 30 novembre. — L'éruption a disparu. T. du matin, 36°6 ; T. du soir : 36°8.

Le 1er décembre. — T. du matin : 36°5 ; T. du soir : 36°8.

A partir de ce jour, la température se maintient au-dessous de 37°. La convalescence s'effectue rapidement.

Dans la plupart des autres cas, les symptômes ont été plus accentués. Le catarrhe des muqueuses des yeux, du nez et du larynx se traduisait par des sécrétions abondantes.

La toux était fréquente et l'auscultation révélait des râles de bronchite.

Nous avons observé plusieurs fois de la diarrhée. Nous n'avons jamais vu de vomissements.

Chez une petite fille, nous avons noté une vulvite assez intense accompagnée d'un écoulement muco-purulent.

La température, qui oscillait, pendant les périodes d'invasion et d'éruption, entre 39° et 40° (une seule fois, au début de l'éruption, elle a atteint 40°5), descendait brusquement aux environs de 37°, après la disparition de l'exanthème.

L'éruption n'a pas présenté de caractères particuliers. Plus ou moins abondante chez les différents sujets, elle a suivi dans son apparition sa marche normale. Sa durée a été de trois à quatre jours.

La durée de la période d'invasion nous a paru plus courte que le signalent ordinairement les auteurs : elle a rarement dépassé trois jours. Dans un cas même, le malade n'a éprouvé de malaise que quelques heures seulement avant l'apparition de l'éruption.

Quant à la période d'incubation, nous ne saurions préciser quelle a été sa durée. Pour les premiers malades, nous ne savons pas exactement quel jour ils ont été en contact avec des rougeoleux. D'un autre côté, ces malades sont entrés pour la plupart à la salle des contagieux en pleine éruption ; ils ont donc été en rapport avec leurs camarades pendant toute la période d'invasion, et il est difficile de se rendre compte du moment où s'est faite la contagion. La dernière série de malades, c'est-à-dire ceux qui ont contracté la rougeole à la clinique des maladies des enfants à la suite de l'entrée de Charles Guib... dans ce service, nous montre que le premier enfant contagionné a eu les symptômes de la rougeole onze jours après l'apport du germe dans les salles, le second a présenté l'éruption au bout de seize jours.

On peut admettre que la période d'incubation a été dans ces cas de dix à onze jours.

OBSERVATION II

André Ag..., 7 ans, enfant assisté à l'Hôpital Général. Entre à la salle des contagieux, service de M. le professeur Baumel, le 17 novembre 1900.

Cet enfant présente depuis la veille une éruption rubéolique, marquée surtout à la face ; on aperçoit quelques taches sur le thorax. Les yeux sont très rouges et il existe du catarrhe oculo-nasal. L'enfant se plaint d'avoir mal à la tête. Il tousse souvent.

A l'auscultation, on perçoit de nombreux râles de bronchite disséminés dans les deux poumons.

T. matin : 39°2 ; soir : 39°5.

Le 18 novembre. — L'éruption est beaucoup plus accusée que la veille sur le thorax, et apparaît sur les membres. Le malade continue à tousser. A l'auscultation, mêmes signes. T. matin : 38° ; soir : 38°6.

19. — L'éruption a pâli. Les râles sont moins nombreux. T. matin : 38°8 ; soir : 36°9.

20. — L'éruption a disparu presque totalement ; on n'aperçoit plus que quelques rares taches sur les membres inférieurs. Le malade ne tousse presque plus. T. matin : 36°3 ; soir, 36°9.

21. — Plus de traces d'éruption. La respiration est normale. T. matin : 36°7 ; soir : 36°9.

22. — T. matin : 36°5 ; soir : 36°9.

La température ne remonte plus au-dessus de 37°. Le malade est en convalescence et sort de la salle des contagieux le 12 décembre.

OBSERVATION III

Charles Guib..., 8 ans, enfant assisté à l'Hôpital Général. Entre le 11 décembre soir à la clinique des maladies des enfants, service de M. le professeur Baumel, pour fièvre typhoïde.

Cet enfant est souffrant depuis deux jours. Il se plaint de douleurs dans les jambes, à la tête. Il a de la diarrhée et tousse légèrement T. du soir : 37°9.

Le 12 décembre, à la visite du matin, M. le professeur Baumel constate de la rougeur de la luette, du voile du palais et des amygdales. Les yeux sont injectés et humides. Quelques taches discrètes apparaissent sur la face. A l'auscultation, on perçoit des râles sibilants dans les deux poumons. La température du matin est de 37°8 ; le soir : 38°7.

En présence de ces symptômes, M. le professeur Baumel fait passer le malade aux contagieux.

13. — L'éruption est très confluente sur la face ; elle apparaît nettement sur le thorax et les membres. La diarrhée a disparu. La toux persiste. Mêmes signes à l'auscultation. T. du matin : 37° ; soir : 38°.

14. — T. du matin : 37°2 ; soir : 38°. L'éruption commence à pâlir.

15. — L'éruption a disparu. La toux reste stationnaire et à l'auscultation on entend toujours des râles secs. T. du matin : 36°9 ; soir : 37°2.

16. — T. du matin : 36°3 ; soir : 36°7.

17. — T. du matin : 36°6 ; soir : 36°8. Les signes de bronchite ont disparu et le malade entre en convalescence.

Observation IV

Justine R.., 3 ans, née à Grabels (Hérault). Entre à la clinique des maladies des enfants, salle des filles, n° 6, service de M. le professeur Baumel, le 17 décembre, atteinte de prolapsus du rectum et diarrhée.

Antécédents héréditaires.— Père inconnu, mère bien portante.

Antécédents personnels.— Coqueluche à deux ans.

Maladie actuelle.— Cette enfant suivait le traitement institué contre la diarrhée et le prolapsus du rectum, lorsque, le 2 janvier, elle se plaint de céphalalgie et tousse. Les yeux sont rouges et larmoyants. Écoulement nasal.

A l'auscultation, on entend des râles de bronchite dans les deux poumons.

M. le professeur Baumel fait passer la malade à la salle des contagieux.

T. du matin : 38°6 ; soir : 38°2.

Le 3 janvier. — L'éruption a apparu pendant la nuit sur la face et le tronc.

A l'auscultation, on perçoit les mêmes râles que la veille. T. du matin : 37°9 ; soir : 38°3.

Le 4.— L'éruption a pâli sur la face ; on aperçoit quelques taches rouges sur les jambes. La malade continue à tousser et les phénomènes stéthoscopiques sont les mêmes. T. du matin : 37°6 ; soir : 38°.

Le 5. — L'éruption tend à disparaître Les râles sont moins nombreux. T. du matin : 36° ; soir : 36°9.

Le 6. — Plus de traces d'éruption. T. du matin : 36°6 ; soir : 37°.

Le 7. — Il n'existe plus de râles. T. du matin : 36°2 ; soir : 37°2.

La malade entre en convalescence et la guérison s'effectue rapidement.

Les observations suivantes ne présentant aucun caractère particulier, nous les avons résumées.

OBSERVATION V
(Résumée)

Fernand Morg..., 7 ans, vient de l'Hôpital Général, entre à la salle des contagieux le 16 novembre et présente une éruption rubéolique généralisée sur tout le corps. Larmoiement et écoulement nasal. Catarrhe bronchique.

Guérison normale. Sort le 12 décembre.

OBSERVATION VI
(Résumée)

Moreau Br..., 10 ans, enfant assisté à l'Hôpital Général ; entre à la salle des contagieux le 19 novembre en pleine éruption. Toux, catarrhe oculaire et nasal. Diarrhée. Pas de complications. Sort le 17 décembre.

Observation VII

(Résumée)

Louis Bouis..., 6 ans, vient de l'Hôpital Général ; entre aux contagieux le 19 novembre avec une éruption rubéolique. Symptômes catarrhaux. Guérit rapidement.

Observation VIII

(Résumée)

Louise Arman..., 7 ans, vient de l'Hôpital-Général, entre aux contagieux le 26 novembre. Eruption depuis la veille, soir. Rougeole normale. Guérison rapide.

Observation IX

(Résumée)

Paule Arm..., 5 ans. Sœur de la précédente. Vient de l'Hôpital Général et entre aux contagieux le 27 novembre. Yeux rouges et injectés. Eternuements. Catarrhe bronchique. Eruption le 28 novembre. Guérison.

Observation X

(Résumée)

Marius Gay..., 2 ans. Entre aux contagieux le 3 décembre ; vient de la ville. Eruption sur la face et le cou. Rougeole très bénigne. Guérison.

Observation XI

(Résumée)

Marcel Rev..., 2 ans. Entre aux contagieux le 4 décembre ;
vient de la ville. Yeux rouges et larmoyants ; écoulement nasal.
Catarrhe bronchique. Diarrhée. Eruption le 5 décembre. Guérison sans complications.

Observation XII

(Résumée)

Georges Bon..., 10 mois. Passe de la clinique des maladies des
enfants, où il était en traitement pour rachitisme, à la salle des
contagieux le 28 décembre. Rougeole très légère. Symptômes
catarrhaux très peu marqués. Quelques taches sur la face et le
cou ont constitué toute l'éruption. Guérison.

Observation XIII

(Résumée)

Marie Rich..., 4 ans. Entre à la salle des contagieux le 4 janvier ; vient de la ville. Eruption le 5 janvier, disparaît le 8.
Rougeole normale. Guérison rapide.

Observation XIV

(Résumée)

Laurence Vid..., 18 mois. Passe de la clinique des maladies
des enfants, à la salle des contagieux le 16 janvier. Eruption

le 17. Catarrhe oculo-nasal ; éternuements. Toux. Diarrhée.
Guérison.

2° Complications

La rougeole normale est une maladie essentiellement
bénigne ; mais elle s'accompagne souvent de complications, et son pronostic devient alors beaucoup plus grave.

Les différentes complications qui peuvent survenir au
cours de la rougeole ou pendant sa convalescence sont
très nombreuses.

Du côté du tube digestif, on a signalé les diverses sto-
matites, le noma, des diarrhées profuses, des entérites et
des accidents dysentériformes.

Du côté des organes des sens, on observe principa-
lement des conjonctivites muco-purulentes, des kératites,
des otites.

L'appareil circulatoire et le système nerveux sont moins
souvent intéressés. L'école anglaise a cependant men-
tionné plus d'une complication médullaire ou méningée.

La peau est souvent le siège d'ulcérations diverses, de
lymphangites, d'abcès multiples, quelquefois de plaques
de gangrène.

Pour les organes génito-urinaires, l'accident le plus
fréquent est la vulvite muco-purulente ; on a pu voir aussi
la gangrène de la vulve.

Mais les complications de beaucoup les plus fréquentes
et les plus redoutables sont celles de l'appareil respiratoire : le larynx, les bronches, le poumon et la plèvre peuvent être le siège de ces complications.

Parmi celles-ci, la plus commune et aussi la plus grave est la broncho-pneumonie. Trousseau (1), à l'hôpital Necker, a pu observer cette complication 22 fois sur 24 rougeoleux ; Rilliet et Barthez (2), 58 fois sur 157 cas de rougeole ; Blankaert (3), 15 fois sur 38 malades.

Dans notre épidémie, elle est survenue chez quatre de nos malades.

Quelle est la cause de cette complication si fréquente ? Rilliet et Barthez admettent, dans quelques cas, l'influence du froid. Barrier partage aussi cette opinion.

Pour Grancher (4), le froid, tout en étant un facteur des complications broncho-pulmonaires, est moins redoutable qu'on ne le croit. « Il peut favoriser l'auto-infection, la provoquer même. Mais le grand péril vient de la contagion et du défaut de propreté des régions occupées habituellement par les streptocoques, les pneumocoques, tels la bouche, le nez, le pharynx ».

Si la broncho-pneumonie est la conséquence d'une infection surajoutée, il faut reconnaître que le catarrhe morbilleux facilite singulièrement cette infection. En même temps, les mauvaises conditions d'hospitalisation des malades, les rougeoles malignes, constituent également des prédispositions dont on doit tenir compte.

La broncho-pneumonie peut apparaître à toutes les périodes de la rougeole. Elle est cependant plus fréquente

(1) Trousseau. — *Cliniques de l'Hôtel-Dieu.*

(2) Rilliet et Barthez. — *Loc. cit.*

(3) Blankaert. — Thèse de Paris, 1875.

(4) Grancher. — Art. *Rougeole* in *Traité de Médecine et de Thérapeutique* de Brouardel et Gilbert.

au début de la maladie, pendant la période d'invasion et d'éruption.

Chez nos malades, elle est survenue dès les premiers jours de l'éruption. Elle s'est manifestée par ses symptômes ordinaires. Pendant son évolution, la température a oscillé autour de 40°. Le pouls était rapide et battait de 120 à 140 pulsations à la minute. Les mouvements respiratoires étaient accélérés, la face cyanosée. A l'auscultation, on percevait des râles sous-crépitants fins et du souffle tubaire.

Dans un cas, la broncho-pneumonie s'est terminée par la mort. L'enfant qui a succombé était, du reste, dans des conditions ne lui permettant pas d'offrir une longue résistance à l'affection. Cet enfant, issu de parents tuberculeux, était rachitique; de plus, il était sevré depuis quelques jours seulement lorsqu'il a contracté la rougeole, et était dans un état de faiblesse très accentué.

Nous devons dire aussi que, dans le cours de sa broncho-pneumonie, ce malade s'est trouvé dans des conditions hygiéniques défectueuses; par suite d'un accident survenu dans l'appareil de chauffage et produit par l'accumulation des neiges, la température de la salle n'a pas été suffisamment élevée, à un moment donné, et le malade a pu subir l'action du froid. Sans faire de cette circonstance la cause véritable de la terminaison fatale de la broncho-pneumonie, M. le professeur Baumel pense qu'elle a pu y contribuer.

Dans les autres cas, la broncho-pneumonie s'est terminée par résolution.

Observation XV

Félix Mart..., 4 ans. Entre à la clinique des maladies des enfants, service de M. le professeur Baumel, le 12 décembre, pour rachitisme.

Antécédents héréditaires. — Mère morte à trente-trois ans, tuberculeuse. Père bien portant. Une sœur à l'Hôpital Général, très chétive.

Antécédents personnels. — Rachitisme. Gros ventre.

Maladie actuelle. — Ce malade était en traitement pour le rachitisme à la clinique des enfants, lorsque le 2 janvier, on constate chez lui du larmoiement et du coryza. La muqueuse du palais et les amygdales sont très rouges. L'enfant tousse beaucoup. A l'auscultation, on entend des râles secs des deux côtés de la poitrine. T. du matin : 39°1 ; soir : 39°6.

Traitement. — Lait, tisane de violettes. Looch blanc, 120 grammes.

Le malade passe aux contagieux.

3 janvier. — Pendant la nuit, l'éruption est sortie sur la face et sur la poitrine. La toux est très fréquente et le malade est oppressé. On constate de la matité en arrière, à la base gauche ; la respiration est soufflante en ce point et on perçoit des râles sous-crépitants dans les deux poumons. T. du matin : 38°2 ; soir : 39°8.

On prescrit : Looch blanc, 120 grammes; benzoate de soude, 1 gr. 50 ; teinture de digitale, IV gouttes.

4. — Souffle très rude à la base gauche; sous-crépitants dans les deux poumons. L'éruption ne s'est pas étendue ; elle est pâle. T. du matin : 39° ; soir : 40°1

5. — Mêmes signes à l'auscultation ; le malade est très oppressé. T. du matin : 30° ; soir : 39°5. L'éruption n'est presque plus visible.

6. — Le souffle persiste, mais a diminué d'intensité ; le malade est très abattu. T. du matin : 38°9 ; soir : 39°3.

7. — Le souffle a disparu ; l'état général est toujours très mauvais. T. du matin : 37°9 ; soir : 40°.

8. — On entend de nouveau du souffle à la base du poumon gauche. Diarrhée T. du matin : 37° ; soir : 39°7.

9. — Même état. T. du matin : 38° ; soir : 39°2.

L'enfant meurt dans la nuit du 9 au 10 janvier. L'autopsie n'a pas été pratiquée.

OBSERVATION XVI

Sophie Alb..., 3 ans ; enfant assistée à l'Hôpital Général, entre à la salle des contagieux, service de M. le professeur Beaumel, le 7 décembre.

7 décembre. — Eruption très marquée sur les joues et sur le cou. Yeux injectés et larmoyants ; éternuements et écoulement nasal ; gonflement des amygdales. Dans les deux poumons et en arrière, râles sous-crépitants. Pas de souffle. T.: 39°2. Lait, tisane de violettes. Looch blanc, 120 grammes.

8. — Mêmes signes à l'auscultation et de plus, à gauche et en arrière, souffle aux deux temps et diminution de la sonorité. T. : 38°8. Looch blanc, 120 grammes. Benzoate de soude, 1 gr. 50.

9. — Le souffle persiste, toujours accompagné des mêmes râles. T. : 38°9. Eruption discrète sur le tronc et sur les membres.

10. — Diminution du souffle. T.:38°5.

11. — Le souffle et la matité ont disparu ; persistance de quelques râles sous-crépitants à gauche. T. : 38°.

12. — L'éruption a sensiblement pâli. Les râles sont de moins en moins nombreux.

13. — L'amélioration des signes stéthoscopiques continue. La température est redevenue normale.

14. — La fièvre n'a plus reparu. L'enfant entre en convalescence.

15 et 16. — La guérison s'achève sans incidents. L'enfant quitte l'hôpital après les 25 jours d'isolement.

Observation XVII

Elisa Rich..., 2 ans et demi, née à Montpellier, entre à la clinique des maladies des enfants, le 17 décembre, pour bronchite aiguë.

Antécédents héréditaires. — Mère morte de maladie inconnue ; un frère plus jeune, très chétif.

Antécédents personnels. — Syphilis héréditaire : vulvite spécifique, gomme ulcérée de la région inguinale. Coqueluche à dix-huit mois.

Maladie actuelle, 23 décembre. — La bronchite pour laquelle cette enfant était entrée à l'hôpital était en voie de guérison, lorsque la petite malade se remet à tousser et présente du catarrhe oculaire et nasal. Eternuements. La muqueuse du palais et les amygdales sont très congestionnées. Quelques taches très discrètes sur le menton. A l'auscultation, quelques râles muqueux à la base droite. Température : le matin, 39°3 ; le soir, 40°. L'enfant passe aux contagieux.

24. — L'éruption apparaît dans la nuit, se généralise à la face et sur le devant de la poitrine. L'auscultation révèle les râles de la veille ; de plus, un souffle s'entend au même point. Température : le matin, 39°3; le soir 40°.

25. — L'éruption a pâli. Température : le matin, 39°3 ; le soir, 39°9. Mêmes signes à l'auscultation; le souffle persiste.

26 — Disparition du souffle. Quelques râles sous-crépitants s'entendent encore en arrière, à la base droite. Température : 37°9.

27. — Amélioration des phénomènes stéthoscopiques. Température : 37°5.

28. — L'enfant est sensiblement mieux. On n'entend plus de râles. Température : 37°.

29. — Le mieux s'accentue de plus en plus. Quelques jours après, la guérison est complète. Température : 37°.

OBSERVATION XVIII

Antoine Arm... né à Meyrueis (Lozère). Entre le 17 novembre à la salle des contagieux, service de M. le professeur Baumel pour une rougeole contractée à l'Hôpital Général.

Antécédents héréditaires. Mère morte tuberculeuse. Père mort de pneumonie. Deux sœurs mortes de convulsions. Deux autres sœurs à l'Hôpital Général.

Antécédents personnels.— Coqueluche à trois ans.

Maladie actuelle. — Le 16 novembre, l'enfant se plaint de malaise général. Il ne dort pas dans la nuit du 16 au 17.

Le 17 novembre, il est examiné à l'Hôpital Général et

envoyé à l'Hôpital Saint-Éloy pour rougeole. L'éruption morbilleuse est très apparente sur la face et le tronc. Les yeux
sont rouges ; larmoiement, catarrhe nasal. Le malade tousse
et a des frissons.

A l'auscultation, on découvre un foyer de broncho-pneumonie à gauche ; la respiration est soufflante dans la fosse sous-
épineuse. On entend des râles sous-crépitants dans tout le
poumon gauche. Il n'y a pas de dyspnée.

T. : 39°8. Lait, tisane de violettes et jujube. Looch blanc
120 grammes : benzoate de soude, 2 gram. 50.

18 novembre. — L'éruption est confluente sur tout le corps.
A l'auscultation, on a du souffle-tubaire à gauche, et des râles
muqueux dans tout le poumon. T. : 38°4. L'état général est
satisfaisant.

19 novembre. — Le souffle a disparu ; on entend toujours
des râles sous-crépitants à gauche. L'éruption commence à
pâlir. T. : 36°7.

20 novembre. — Le malade continue à tousser. A l'auscultation on trouve des râles de bronchite dans les deux poumons. T. : 36°6.

21 novembre. — T. : 36°7.

A partir de ce jour, le malade entre en convalescence de
sa rougeole, mais conserve une toux sèche et quinteuse

De plus, on trouve : à la percussion, de la matité dans la
région interscapulaire ;

A la palpation, de l'augmentation des vibrations thoraciques
en ce point ;

A l'auscultation, un souffle intense dans la partie supérieure
des gouttières costo-vertébrales, et des râles de bronchite
disséminés dans toute la poitrine.

En présence de ces symptômes, M. le professeur Baumel

fait le diagnostic d'adénopathie trachéo-bronchique (1), et envoie le malade de la salle des contagieux à la clinique des enfants, une fois sa période d'isolement achevée.

Le malade est soumis au traitement par le sirop de Raifort iodé et par le lactophosphate de chaux, en même temps qu'à un régime tonique et reconstituant. Son état s'améliore rapidement.

L'adénopathie trachéo-bronchique est une complication très fréquente de la fièvre morbilleuse ; elle existe presque constamment à la suite de la broncho-pneumonie.

Les ganglions du médiastin, en effet, sont les aboutissants des canaux lymphatiques qui proviennent des organes voisins, de la trachée, des bronches, du poumon et de la plèvre. L'inflammation de ces organes, transmise aux ganglions par les lymphatiques, détermine l'adénite et la péri-adénite de ces ganglions.

Les enfants dont le système lymphatique est en pleine activité, sont particulièrement prédisposés à ces adénopathies consécutives aux inflammations simples de l'appareil broncho-pulmonaire.

Ainsi s'explique la fréquence de l'adénopathie trachéo-bronchique chez les enfants qui ont eu la rougeole, celle-ci s'accompagnant toujours de catarrhe broncho-pulmonaire.

---

(1) L'examen bactériologique a révélé une première fois la présence du bacille de Koch dans les crachats ; dans un second examen pratiqué quelques jours après, ces bacilles n'ont pas été retrouvés.

L'adénopathie trachéo-bronchique n'a donc pas toujours une origine tuberculeuse.

Toutefois, chez les enfants en état de tuberculose latente, la rougeole peut provoquer l'éclosion d'une bacillose ganglionnaire.

Elle agit alors de deux façons : ou bien, en créant l'inflammation de l'appareil broncho-pulmonaire, elle ouvre la voie des lymphatiques à une invasion de microbes spécifiques qui vont déterminer l'inflammation des ganglions déjà irrités ; ou bien, elle réveille la virulence de bacilles qui sommeillent et dont l'existence aurait pu rester latente d'une façon indéfinie.

L'adénopathie trachéo-bronchique post-rubéolique se manifeste par des symptômes analogues à ceux de la tuberculose.

Au point de vue fonctionnel, on peut quelquefois observer de la dyspnée si la compression siège au niveau de la trachée et des bronches.

La toux est persistante et quinteuse.

La percussion révèle de la diminution de la sonorité et de la matité dans l'espace interscapulaire. Les sommets et le reste de la poitrine sont normaux.

A l'auscultation, on observe une diminution du murmure vésiculaire pouvant aller jusqu'au silence respiratoire. L'expiration est prolongée, un peu soufflante. Elle peut même prendre le caractère d'un véritable souffle tubaire, si l'adénopathie est très accentuée. L'inspiration est sifflante.

Une complication beaucoup plus rare est celle que nous avons observée chez deux de nos malades.

Après une rougeole ayant évolué d'une façon très régulière et sans jamais présenter de gravité, nous avons constaté pendant la convalescence une douleur localisée à la rate. Cette douleur spontanée était accrue par la palpation et par la percussion de la paroi costale. En même temps, la rate était augmentée de volume. La température décrivait de larges oscillations dont quelques-unes dépassaient 3 degrés.

OBSERVATION XIX

Gabrielle Don..., 15 ans, originaire de Maraussan, pays fiévreux. Entre aux contagieux (service de M. le professeur Baumel) pour une rougeole contractée à l'Hôpital Général, le 17 novembre 1900.

Antécédents héréditaires. — Père et mère bien portants ; sœur en convalescence de rougeole aux contagieux ; un frère bien portant.

Antécédents personnels. — Fièvre typhoïde à 11 ans, non menstruée.

Maladie actuelle. — Malade depuis trois jours à l'Hôpital Général. Céphalalgie. Elle présente depuis la veille une éruption rubéolique très confluente sur la face et le devant de la poitrine. Les yeux sont larmoyants et l'écoulement nasal abondant. Tousse légèrement. A l'auscultation, quelques râles de bronchite dans les deux poumons. T. 40°2. Lait, tisane de violettes. Looch simple.

18 novembre. — L'éruption apparaît aux membres inférieurs. T. du matin, 37°6 ; soir, 39°2.

19. — L'éruption commence à pâlir. T. du matin, 36°9 ; soir, 37°.

20. — L'éruption a presque complètement disparu. T. du matin, 36°5 ; soir, 36°7.

21. — Plus de traces d'éruption. T. du matin, 36°4. T. du soir, 36°5. A partir de ce jour, la fièvre se maintient au-dessous de 37° et la malade entre en convalescence.

Le 4 janvier, elle est prise de courbatures, de frissons. On note de la fièvre.

5 janv. — M. le professeur Baumel pratique l'auscultation et trouve un foyer de broncho-pneumonie à la base gauche, de l'obscurité respiratoire dans tout le reste du poumon gauche. Sibilants du côté droit. Rate douloureuse à la percussion et augmentée de volume.

Traitement : Lait, tisane de violette.

Looch blanc, 120 gr.

Benzoate de soude, 2 g. 50.

Teinture de digitale, X gouttes.

7. — Amélioration notable. Mêmes prescriptions.

10. — Rate toujours grosse. Vu le caractère intermittent de la fièvre, on donne de la quinine 0 gr. 50 centigr.

Le lendemain, la quinine est supprimée jusqu'au 15.

15. — T. du matin, 36°6 ; soir, 38°8. Rate très grosse, douloureuse. On ordonne 0 gr. 50 centigr. de quinine en un cachet à prendre à 11 heures du matin.

16. — T. du matin, 36°8. T. du soir, 39°3. La quinine est donnée à 10 heures : 0 gr. 50 centigr.

17. — T. du matin, 36°1. T. du soir, 39°. La même dose de quinine est donnée à 9 heures.

18. — T. du matin, 36°5 ; soir, 39°3. La quinine administrée les jours précédents n'ayant pas agi sur les oscillations de la température, probablement parce qu'elle n'était pas donnée en temps voulu, on prend ce jour-là la température d'heure en

heure. L'accès semble débuter à midi 1|2 ; la quinine sera donnée demain, à 6 heures 1|2.

19, 20, 21 janvier. — Les températures du soir ont baissé très sensiblement. La quinine est donnée à la même dose et à la même heure.

22 janvier. — Température du matin, 37° 6 ; soir, 38° 5. La matité splénique existe toujours et la rate est augmentée de volume. La malade se plaint d'une douleur à l'épaule gauche. On donne 0 gr. 60 de quinine en 2 cachets, à une heure d'intervalle, le premier à 5 h. 1/2, le deuxième à 6 h. 1/2.

Les jours suivants, la quinine est donnée aux mêmes heures, mais à doses croissantes. Les températures du matin et du soir baissent d'une façon progressive.

Le 28, la quinine est supprimée.

Le 29. Température du matin : 36° 2 ; soir, 36° 8.

Le 30 et 31, les températures du soir remontent à 37° 7 et 37° 8.

Le 1er février, la quinine est reprise et la température redescend à 37° et au-dessous.

OBSERVATION XX

Eugénie Don..., 7 ans, née à Maraussan, sœur de la malade qui fait l'objet de l'observation précédente. Entre aux contageiux, n° 13, le 17 novembre 1900. Cette malade vient de l'Hôpital Général, où elle était souffrante depuis deux jours.

17 novembre. — Céphalalgie ; yeux larmoyants ; écoulement nasal assez abondant. Quelques taches rouges apparaissent sur la face et le cou. Catarrhe bronchique.

Température du soir : 39°6. Looch blanc, 120 grammes ; lait, tisane de violettes et jujube.

18 novembre. — L'éruption, plus abondante sur la face, se voit aussi sur le tronc et les membres. Température du matin : 38°9 ; soir, 39°7.

19 novembre.—L'éruption pâlit ; le catarrhe bronchique diminue d'intensité. Température du matin : 37°4 ; soir : 37°5.

20 novembre. — On aperçoit encore quelques taches sur le corps ; elles sont très marquées. Température du matin, 36°7 ; soir, 37°2.

21 novembre. — Plus de traces d'éruption. Température du matin, 36°8 ; soir, 37°4.

A partir ce ce jour, la température reste au-dessous de 37°, et la malade entre en convalescence. Elle est cependant très anémiée et on la soumet à un régime reconstituant et tonique (lait, viande, quinquina). Son état s'était sensiblement amélioré lorsque, le 15 décembre, la température remonte de nouveau à 39°6, le matin, et 40°2 le soir. L'enfant ne tousse pas, la respiration est normale.

L'examen des dents montre que la deuxième molaire supérieure droite et la première molaire inférieure droite sont en pleine évolution. M. le professeur Baumel prescrit : eau de lactophosphate de chaux, 40 grammes.

Pendant toute la période d'évolution de ces deux molaires, la température vespérale se maintient autour de 39 degrés. Elle descend à 37 degrés le 23 décembre et reste normale jusqu'au 1er février.

Ce jour, la malade se plaint de douleurs à l'hypocondre gauche ; M. le professeur Baumel trouve la rate augmentée de volume dans de notables proportions ; en même temps, elle est douloureuse à la percussion et à la palpation. La température du matin est de 37°5. Le soir : 39°. Quinine 0 gr. 50 centigrammes en 1 cachet. Lait comme alimentation.

Le 2 février. — La rate est toujours douloureuse et la matité splénique augmentée. T. du matin : 37° ; soir : 38°4. Même prescription.

Le 3. — Même état de la rate. T. matin : 37°5 ; soir : 39°.

On donne 0 gr. 60 de quinine en 1 cachet.

Le 4. — T. du matin : 37°2 ; soir : 38°4.

Les 5, 6, 7. — La température décrit les mêmes oscillations, malgré l'administration de la quinine. A l'examen de la bouche, on voit que la 2ᵉ molaire inférieure gauche pointe à travers la gencive.

Le 9. — La température descend à 36°6, le matin, et le soir à 37°2. La douleur disparait dans l'hypocondre et la matité splénique diminue.

La malade reprend le régime ordinaire reconstituant.

Comment peut-on expliquer cette hypertrophie de la rate à la suite de la rougeole ?

On sait depuis longtemps que, dans le cours de presque toutes les maladies infectieuses, la rate est augmentée de volume. Toutefois, cette hypertrophie de la rate, produite par l'agent infectieux lui-même est excessivement rare dans la rougeole (Bezançon, Thèse de Paris).

Mais, si l'agent infectieux de la rougeole détermine rarement par lui-même de la splénomégalie, cette splénomégalie peut être due, dans cette affection, à d'autres causes.

Elle peut être (et c'est vraisemblablement ce qui a eu lieu dans le cas qui nous occupe) le résultat d'une lésion du cœur droit ; à la suite de cette lésion, il se produirait

une stase veineuse dans la grande circulation, stase veineuse qui entraînerait de la congestion du côté du foie
(foie cardiaque), et, consécutivement, du côté de la rate
(rate cardiaque).

La lésion du cœur droit nous est facilement expliquée,
soit : 1° par le catarrhe bronchique, qui est un des symptômes les plus constants de la rougeole ; ce catarrhe
bronchique détermine une gêne dans la circulation pul-
monaire, d'où surcharge, dilatation et fatigue du cœur
droit ; 2° soit par l'anémie (Parrot) que l'on observe dans
la convalescence de la rougeole, comme, d'ailleurs, dans
la convalescence de toute autre maladie ; l'anémie produit
une dilatation du cœur droit qui est suivie d'une insuffi-
sance tricuspidienne ; 3° soit, enfin, par une endocardite
primitive ; cette cause est plus rare que les précédentes.

La rougeole, plus que toute autre maladie peut-être, se
trouve dans les conditions les meilleures pour produire
la dilatation du cœur droit. « L'action mécanique se com-
bine ici, mieux que partout ailleurs, à l'action dynamique
et nutritive pour compromettre plus facilement encore la
régularité des fonctions cardiaques et, par suite, l'existence des sujets atteints de rougeole. » Baumel (1).

Telles nous paraissent être les causes de l'hypertrophie
de la rate que nous avons constatée chez nos deux malades.

---

(1) Baumel. — Art. *Rougeole* in *Traité de Médecine et de Thérapeutique pratique* de Bernheim et Laurel.

CHAPITRE IV

TRAITEMENT

Dans ce chapitre, nous passerons en revue le traitement institué: 1° dans les cas de rougeole normale, 2° dans les cas de rougeole compliquée.

Disons d'abord qu'au point de vue prophylactique, les malades étaient isolés dans un pavillon spécial dès que le diagnostic de rougeole était établi. Ils n'étaient rendus à la vie commune que vingt-cinq jours après la guérison. Il n'est pas douteux que ces mesures aient limité l'extension de l'épidémie.

Dans les cas de rougeole simple, le traitement a été purement hygiénique: repos au lit, dans une salle ayant de 16 à 18 degrés; lavages fréquents de la bouche et des narines avec une solution tiède d'acide borique; alimentation exclusivement liquide; lait ou bouillon toutes les trois heures, régulièrement; dans l'intervalle, pour favoriser la miction et la sudation, infusion pectorale, tisane de violettes et jujube.

A ces prescriptions hygiéniques, M. le professeur Baumel ajoutait un looch simple. On donnait alors: l'alimentation toutes les trois heures, la tisane une heure après, et le looch (une cuillérée à bouche) l'heure suivante.

« En prescrivant des aliments liquides et de la tisane, l'on diminue la fièvre, l'on favorise l'élimination par les urines et la peau des produits toxiques, de combustion normale ou pathologique, qui, sans cela, s'accumuleraient dans l'économie, au plus grand détriment du malade ; l'on fait, en un mot, la lixiviation de l'organisme » (1).

Ce même traitement hygiénique était suivi dans les cas compliqués de broncho-pneumonie.

De plus, pour modifier l'état de la muqueuse des bronches, on associait au looch blanc le benzoate de soude, à la dose de 1 gramme à 2 grammes 50, suivant l'âge des malades.

L'attention était portée surtout sur le cœur. Dès que celui-ci faiblissait, on le tonifiait avec la digitale, sous forme de teinture alcoolique, quatre à dix gouttes, à prendre en deux fois dans les vingt-quatre heures.

A cause des effets d'accumulation de ce médicament, celui-ci était prescrit trois jours de suite, puis suspendu pendant deux jours, pour être repris après, de la même façon, et ainsi de suite.

Si l'organisme était trop défaillant, on ajoutait à la digitale un peu d'alcool et de quinquina, sous la forme suivante :

Rhum vieux.	5 à 15	grammes.
Sirop de digitale . . .	30	—
Sirop de polygala . . .	30	—
Extrait de quinquina . .	1	—
Eau.	100	—

(1) Baumel. — *Leçons cliniques sur les maladies des enfants.*

L'adénopathie trachéo-bronchique fut combattue efficacement par le benzoate de soude associé au looch blanc pendant la période de congestion ; après la disparition de celle-ci, par le sirop de raifort iodé, à la dose de 20 grammes par jour ; on donnait en même temps du lactophosphate de chaux (40 grammes par jour d'une solution à 5 pour 100), du quinquina comme tonique général et une alimentation reconstituante (lait, viande, œufs).

Le sulfate de quinine, à la dose de 0,50 à 80 centigrammes, a donné de bons résultats dans le traitement de la splénomégalie.

L'augmentation de volume de la rate a diminué sous son influence, en même temps que l'amplitude des oscillations de la température.

« Quelle que soit la lésion dont la rate soit atteinte ; qu'il s'agisse d'une simple hypermégalie mécanique, ou d'une hypertrophie véritable et de cause locale ou générale, il n'en est pas moins évident non seulement que la quinine est indiquée, mais que, dans la majorité des cas, on voit, sous son influence, l'hypermégalie splénique diminuer ou disparaître... Toutefois, l'on ne doit pas perdre de vue, en ce qui concerne le traitement, les états pathologiques fondamentaux au cours desquels sont survenus les accidents spléniques » (Baumel).

CHAPITRE V

RÉSULTATS

Les résultats de cette épidémie ont été des moins graves : sur vingt malades, en effet, nous n'avons eu à constater qu'un seul décès. Encore s'agit-il d'un enfant rachitique, sevré depuis peu, issu de parents tuberculeux et offrant lui-même une prédisposition toute spéciale aux complications broncho-pulmonaires ; cet enfant était atteint de bronchite lorsque il a contracté la rougeole.

La mortalité, qui n'a été que de cinq pour cent est donc bien inférieure à celle que l'on a signalée dans les relations des diverses épidémies de rougeole, du moins dans celles qui se sont produites dans les hôpitaux, comme c'est notre cas. D'après les auteurs, la moyenne de cette mortalité serait de 25 à 40 pour cent. Rilliet et Barthez (1) donnent la proportion de 30, 8 pour cent.

La mortalité de cinq pour cent est, en réalité, celle qu'on observe en ville. Mais à l'Hôpital, on sait, et cela a été signalé depuis longtemps, que, par suite de l'aggloméra-

---

(1) Rilliet et Barthez -- *Traité des maladies de l'enfance.*

tion des rougeoleux dans les mêmes locaux, la proportion des décès est bien plus considérable, soit que les conditions d'hygiène soient plus mal observées, soit que, par ce mode d'hospitalisation, « on aie concentré à un même point les vraies causes de la mort par rougeole, qui sont les maladies secondaires, les broncho-pneumonies surtout» (1).

A quoi pouvons nous attribuer les résultats que nous avons vu obtenir ?

Nous savons que le pronostic de la rougeole découle : 1º de la nature de l'épidémie ; 2º du mode d'hospitalisation ; 3º surtout de l'âge des malades.

Nous avons vu que l'épidémie que nous avons décrite n'a pas présenté de caractère de gravité. La virulence de l'agent morbilleux, qui, dans certaines circonstances, atteint un degré considérable nous a paru singulièrement atténuée. L'évolution de la maladie a été normale dans presque tous les cas ; quelquefois même, les symptômes ont été si peu accentués que nous avons pu observer de véritables formes frustes.

A aucun moment, les malades ne se sont trouvés dans des conditions d'hospitalisation défectueuses par suite de l'encombrement de la salle. En effet, les vingt cas de rougeole qui constituent toute notre épidémie ne se sont pas produits simultanément, mais se sont échelonnés pendant deux mois. De cette façon, les malades n'ont jamais été en trop grand nombre dans la même salle et les prescrip-

---

(1) Grancher. — In *Traité de Médecine et de Thérapeutique* de Brouardel et Gilbert.

tions hygiéniques ont pu être constamment observées.

Mais nous pensons que les résultats obtenus tiennent surtout à l'âge de nos petits malades. Nous avons dit, en effet, que tous, sauf deux, étaient âgés de plus de deux ans. Il est reconnu depuis bien longtemps, que la rougeole est d'autant plus grave que les sujets qu'elle atteint sont moins âgés et de l'avis de tous les auteurs elle produit le plus grand nombre de décès chez les enfants de 1 à 2 ans. Dans une épidémie signalée par Bartels (1), la mortalité fut de cent pour cent chez les enfants au-dessous de deux ans ; de 95 pour 100, dans une autre épidémie rapportée par Parrot (2).

Comby, sur 715 malades soignés à l'hôpital Trousseau, en 1895, a observé, au point de vue de l'âge, les variations suivantes dans la mortalité :

Au-dessous de 1 an . .	33,3 pour 100	
De 1 à 2 ans	29,5	—
De 2 à 5 ans	8,9	—
De 5 à 15 ans	3,8	—

De plus, la plupart des enfants étaient bien portants au moment où ils ont contracté la rougeole. C'est là encore une raison qui n'a pas été sans influence sur les résultats. La rougeole, en effet, évolue généralement d'une façon bénigne et sans complications chez les sujets sains et non affaiblis par une tare antérieure. Au contraire, elle

---

(1) Bartels. — Art. *Rougeole* par Barbier in *Traité de médecine* de Debove et Uchard.

(2) Parrot. — *Id.*

devient grave et se complique souvent lorsqu'elle rencontre un organisme débilité.

Nous conclurons donc que les résultats que nous avons vu obtenir sont dus à la fois à la nature de l'épidémie, à l'hospitalisation des malades, aux soins hygiéniques et thérapeutiques dont ils ont été l'objet, à leur âge et à leur bon état de santé antérieur à la rougeole.

Vu et permis d'imprimer:

Montpellier, le 22 février 1901.

Le Recteur,
Ant. BENOIST.

Vu et approuvé.

Montpellier, le 22 février 1901.

Le Doyen,
MAIRET.

INDEX BIBLIOGRAPHIQUE

BARBIER. — La rougeole. Paris, 1894, Rueff et Cie.

BARD. -- *Revue d'hygiène et de police sanitaire,* 1891.

BARTHEZ et SANNÉ. — Traité des maladies des enfants.

BAUMEL. — Art. *Rougéole, in* Traité de médecine et de thérapeutique pratique de Berheim et Laurent. Paris, 1896.

— Leçons cliniques sur les maladies des enfants.

BÉCLÈRE. — De la contagion de la rougeole. Thèse de Paris, 1882.

BELUZE. — La rougeole à la crèche. *Revue d'hygiène,* 1900.

BERNARD. — La rougeole à l'hôpital des Enfants-Malades en 1896. *Bull. et Mém. de la Soc. méd. des hôp. de Paris,* 1897.

BEZY. — Quelques réflexions sur une petite épidémie de rougeole. *Midi-Médical,* Toulouse, 1893.

BLANQUINQUE. — *Union médicale du Nord-Est,* juin 1890.

BOHN et REHN. — *Handbuch der Kinderkrankeiten* (II, p. 298).

BOUCHARDAT. — Traité d'hygiène publique et privée.

BOURGEOIS. — Etude sur la température dans la rougeole. Thèse de Lyon, 1897.

BROUARDEL. — Congrès international d'hygiène. Compte rendu. Paris, 1889.

CADET DE GASSICOURT. — Traité clinique des maladies de l'enfance. *Bull. et Mém. de la Soc. méd. des hôp. de Paris,* 8 mars, 1889.

CARRET. — De la rougeole chez les enfants. Thèse de Paris, 1871.

CARTERET. — Contagion et prophylaxie de la rougeole. *Presse Médicale,* 1898.

— Etude étiologique sur une épidémie de rougeole. *Arch. méd. de Toulouse,* 1898.

CATRIN. — Un cas de contagion de la rougeole après la période éruptive. *Bull. et Mém. de la Soc. méd. des hôp. de Paris,* 1897.

CHABRILLAT. — Relation d'une épidémie de rougeole à Montpellier. Thèse de Montpellier, 1892-93.

CHATINIÈRE. — *Presse Médicale,* 9 juillet 1898.

COLIN. — Traité des maladies épidémiques, 1879.

COMBY. — Hygiéne et prophylaxie des complications de la rougeole et en particulier des complications broncho-pulmonaires. *Union Médicale,* Paris, 1895.

— La désinfection dans la rougeole. *Médecine Moderne,* 1894.

DUJARDIN-BEAUMETZ. — Hygiéne prophylactique, 1889.

DUCARRE-COGNARD. — Rougeole. *Rev. mens. d'accouch. de France,* Lyon, 1900.

D'ESPINE. — Art. *Rougeole, in* Dictionnaire encyclopédique de médecine et de chirurgie de Jaccoud.

EVANNO. — Recherches sur l'isolement de la rougeole. Th. de Paris, 1891-92.

FIESSINGER. — Anomalies et complications de la rougeole. *Gaz. méd. de Paris,* 1894.

GILLET. — Prophylaxie de la rougeole. *Annales de la policlinique de Paris,* 1898.

GIRARD. — *Bull. et Mém. Soc. méd. des hôp. de Paris,* 1865, 1869.

GRANCHER. — *Revue d'hygiène,* 1890.

— De la rougeole en tant que maladie contagieuse. *Indépendance Médicale,* Paris, 1900.

— Art. *Rougeole, in* Traité de médecine et de thérapeutique de Brouardel et Gilbert.

— Leçon d'ouverture. *Progrès Médical* (14 novembre 1891).

GANNELON. — La rougeole à l'hospice des Enfants-Assistés. Thèse de Paris, 1892-93.

GRÈZES. — L'antisepsie médicale dans les pavillons de rougeole de l'hospice des Enfants-Assistés. Th. Paris, 1895-96.

GRIPAT. — Notes cliniques sur la rougeole. *Arch. méd. d'Angers,* 1900.

HÉBRA. — *Hantkrankheiten.* Art. *Rougeole,* de Mayr. Traduction française par le docteur Doyon.

HUTINEL. — Complications broncho-pulmonaires de la rougeole. *Presse Médicale,* Paris, 1897.

JOSIAS. — Complications de la rougeole. *Rev. prat. des trav. de méd.,* Paris, 1898.

KAPOSI. — Maladies de la peau. Paris, 1891.

KELSCH. — Note sur la contagion de la rougeole. *Arch. de méd. et de pharm. militaires.* Paris, 1898.

— *Revue d'hygiène,* 1898.

LAVERAN. — Traité des maladies et épidémies des armées.

LEMOINE. — Contagion de la rougeole à la période de convalescence. *Bull. et Mém. de la Soc. méd. des hôp.,* 1898.

LITRON. — Prophylaxie de la rougeole à l'hôpital. Th. Paris, 1896-97.

LEPAGE. — Contribution à l'étude de la rougeole. *Bull. et Mém. de la Soc. méd. des hôp.,* 1900.

LIONO. — Contribution à l'étude épidémiologique et prophylactique de la rougeole. Thèse de Lyon, 1891-92.

MARTIN. — *Gaz. hebd. de méd. et de chir.* Paris, 1890.

MAURIN. — Une épidémie de rougeole à Clans (Alpes-Maritimes). Thèse de Montpellier, 1895-96.

MERCIER. — Sur la contagion de la rougeole. *Gaz. hebd. de méd. de Paris,* 1891.

MENDELSSOHN. — La rougeole à l'hôp. Trousseau. Th. Paris, 1897-98.

MARVAND. — Etiologie et prophylaxie de la rougeole dans l'armée. *France Médicale,* Paris, 1898.

OLLIVIER. — Etude d'hygiène publique.

SANNÉ. — Art. *Rougeole, in* Dictionnaire encyclopédique des sciences médicales de Dechambre.

SEVESTRE. — Contagion de la Rougeole. *Rev. des mal. de l'enf.,* 1886.

— *Bull. et Mém. de la Soc. méd. des hôp. de Paris,* 1889.

— *Revue d'hygiène et de police sanitaire,* 1890.

THOMAS. — Traitement de la rougeole. Hygiène usuelle, 1900.

TROUSSEAU. — Clinique médicale de l'Hôtel-Dieu.

VALLAT. — Contribution au traitement de la rougeole. Thèse de Paris, 1897-98.

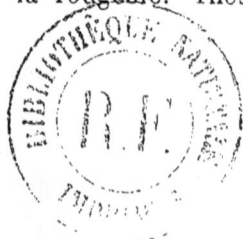

BIBLIOTHÈQUE R. P.

SERMENT

En présence des Maîtres de cette École, de mes chers condis-
ciples, et devant l'effigie d'Hippocrate, je promets et je jure, au
nom de l'Être suprême, d'être fidèle aux lois de l'honneur et de
la probité dans l'exercice de la Médecine. Je donnerai mes soins
gratuits à l'indigent, et n'exigerai jamais un salaire au-dessus
de mon travail. Admis dans l'intérieur des maisons, mes yeux
ne verront pas ce qui s'y passe ; ma langue taira les secrets qui
me seront confiés, et mon état ne servira pas à corrompre les
mœurs ni à favoriser le crime. Respectueux et reconnaissant
envers mes Maîtres, je rendrai à leurs enfants l'instruction que
j'ai reçue de leurs pères.

Que les hommes m'accordent leur estime si je suis fidèle à mes
promesses ! Que je sois couvert d'opprobre et méprisé de mes
confrères si j'y manque !

www.ingramcontent.com/pod-product-compliance
Lightning Source LLC
Chambersburg PA
CBHW070817210326
41520CB00011B/1987